This Book Belongs To

_____
_____
_____

Copyright © Teresa Rother
All rights reserved. No part of this publication may be reproduced, distributed, or transmitted in any form or by any means, including photocopy, recording, or other electronic or mechanical methods.

Dedication

This Cannabis Review Log is dedicated to all the growers, weed lovers, marijuana enthusiasts, and medical patients who want to enjoy the medicinal benefits of marijuana.

You are my inspiration for producing this book and I'm honored to be a part of your cannabis experience as you track the various strains and effects of your usage.

How to Use this Book

This Cannabis Review Log will help you record, collect, and organize your marijuana strains while jotting down the effects, strengths, and benefits of each experience.

Here are examples of information for you to fill in and write the details of your experience.

Fill in the following information:

1. Strain
2. Grower
3. Date
4. Acquired
5. Cost
6. Type- Indica, Hybrid, Sativa
7. Form- Flower, Edible, Concentrate, Dab, Vape
8. Symptoms Relieved- area to write notes
9. Flavor Rating and Levels
10. Effects and Strength Rating
11. Notes- area to write other information

Strain

Grower _____ **Date** _____

Acquired _____ **$** _____

| Indica | Hybrid | Sativa |

☐ **Flower** ☐ **Edible** ☐ **Concentrate**

☐ **Dab** ☐ **Vape**

Symptoms Relieved

_____

_____

_____

_____

Sweet · Floral · Spicy · Herbal · Woodsy · Earthy · Sour · Fruity

Notes

_____

_____

_____

_____

_____

_____

Effects	Strength
Peaceful	○ ○ ○ ○ ○
Sleepy	○ ○ ○ ○ ○
Pain Relief	○ ○ ○ ○ ○
Hungry	○ ○ ○ ○ ○
Uplifted	○ ○ ○ ○ ○
Creative	○ ○ ○ ○ ○

Ratings ☆ ☆ ☆ ☆ ☆

Strain

Grower _____ **Date** _____

Acquired _____ **$** _____

| Indica | Hybrid | Sativa |

☐ **Flower** ☐ **Edible** ☐ **Concentrate**

☐ **Dab** ☐ **Vape**

Symptoms Relieved

_____

_____

_____

_____

_____

Aroma wheel: Sweet, Floral, Spicy, Herbal, Woodsy, Earthy, Sour, Fruity

Notes

_____

_____

_____

_____

_____

_____

Effects	Strength
Peaceful	○ ○ ○ ○ ○
Sleepy	○ ○ ○ ○ ○
Pain Relief	○ ○ ○ ○ ○
Hungry	○ ○ ○ ○ ○
Uplifted	○ ○ ○ ○ ○
Creative	○ ○ ○ ○ ○

Ratings ☆ ☆ ☆ ☆ ☆

Strain

Grower _____ **Date** _____

Acquired _____ **$** _____

| Indica | Hybrid | Sativa |

☐ **Flower** ☐ **Edible** ☐ **Concentrate**

☐ **Dab** ☐ **Vape**

Symptoms Relieved

_____
_____
_____
_____
_____

Sweet · Floral · Spicy · Herbal · Woodsy · Earthy · Sour · Fruity

Notes

_____
_____
_____
_____
_____
_____

Effects		Strength			
Peaceful	○	○	○	○	○
Sleepy	○	○	○	○	○
Pain Relief	○	○	○	○	○
Hungry	○	○	○	○	○
Uplifted	○	○	○	○	○
Creative	○	○	○	○	○

Ratings ☆ ☆ ☆ ☆ ☆

Strain

Grower _____ **Date** _____

Acquired _____ **$** _____

| Indica | Hybrid | Sativa |

☐ **Flower** ☐ **Edible** ☐ **Concentrate**

☐ **Dab** ☐ **Vape**

Symptoms Relieved

_____
_____
_____
_____

Flavor wheel: Sweet, Floral, Spicy, Herbal, Woodsy, Earthy, Sour, Fruity

Notes

_____
_____
_____
_____
_____

Effects	Strength
Peaceful	○ ○ ○ ○ ○
Sleepy	○ ○ ○ ○ ○
Pain Relief	○ ○ ○ ○ ○
Hungry	○ ○ ○ ○ ○
Uplifted	○ ○ ○ ○ ○
Creative	○ ○ ○ ○ ○

Ratings ☆ ☆ ☆ ☆ ☆

Strain

Grower _____ **Date** _____

Acquired _____ **$** _____

| Indica | Hybrid | Sativa |

☐ **Flower** ☐ **Edible** ☐ **Concentrate**

☐ **Dab** ☐ **Vape**

Symptoms Relieved

_____
_____
_____
_____

Flavor wheel: Sweet, Floral, Spicy, Herbal, Woodsy, Earthy, Sour, Fruity

Notes

_____
_____
_____
_____
_____
_____

Effects	Strength
Peaceful	○ ○ ○ ○ ○
Sleepy	○ ○ ○ ○ ○
Pain Relief	○ ○ ○ ○ ○
Hungry	○ ○ ○ ○ ○
Uplifted	○ ○ ○ ○ ○
Creative	○ ○ ○ ○ ○

Ratings ☆ ☆ ☆ ☆ ☆

Strain

Grower _____ **Date** _____

Acquired _____ **$** _____

| Indica | Hybrid | Sativa |

☐ **Flower** ☐ **Edible** ☐ **Concentrate**

☐ **Dab** ☐ **Vape**

Symptoms Relieved

_____
_____
_____
_____

Sweet · Floral · Spicy · Herbal · Woodsy · Earthy · Sour · Fruity

Notes

_____
_____
_____
_____
_____

Effects			Strength		
Peaceful	○	○	○	○	○
Sleepy	○	○	○	○	○
Pain Relief	○	○	○	○	○
Hungry	○	○	○	○	○
Uplifted	○	○	○	○	○
Creative	○	○	○	○	○

Ratings ☆ ☆ ☆ ☆ ☆

Strain

Grower _____ **Date** _____

Acquired _____ **$** _____

| Indica | Hybrid | Sativa |

☐ **Flower** ☐ **Edible** ☐ **Concentrate**

☐ **Dab** ☐ **Vape**

Symptoms Relieved

_____
_____
_____
_____

Sweet — Floral — Spicy — Herbal — Woodsy — Earthy — Sour — Fruity

Notes

_____
_____
_____
_____
_____

Effects	Strength				
Peaceful	○	○	○	○	○
Sleepy	○	○	○	○	○
Pain Relief	○	○	○	○	○
Hungry	○	○	○	○	○
Uplifted	○	○	○	○	○
Creative	○	○	○	○	○

Ratings ☆ ☆ ☆ ☆ ☆

Strain

Grower _____ **Date** _____

Acquired _____ **$** _____

| Indica | Hybrid | Sativa |

☐ **Flower** ☐ **Edible** ☐ **Concentrate**

☐ **Dab** ☐ **Vape**

Symptoms Relieved

_____

_____

_____

_____

Flavor wheel: Sweet, Floral, Spicy, Herbal, Woodsy, Earthy, Sour, Fruity

Notes

_____

_____

_____

_____

_____

_____

Effects	Strength				
Peaceful	○	○	○	○	○
Sleepy	○	○	○	○	○
Pain Relief	○	○	○	○	○
Hungry	○	○	○	○	○
Uplifted	○	○	○	○	○
Creative	○	○	○	○	○

Ratings ☆ ☆ ☆ ☆ ☆

Strain

Grower _____   **Date** _____

Acquired _____   **$** _____

| Indica | Hybrid | Sativa |

☐ **Flower** ☐ **Edible** ☐ **Concentrate**

☐ **Dab** ☐ **Vape**

Symptoms Relieved

_____
_____
_____
_____

Flavor wheel: Sweet, Floral, Spicy, Herbal, Woodsy, Earthy, Sour, Fruity

Notes

_____
_____
_____
_____
_____
_____

Effects		Strength			
Peaceful	○	○	○	○	○
Sleepy	○	○	○	○	○
Pain Relief	○	○	○	○	○
Hungry	○	○	○	○	○
Uplifted	○	○	○	○	○
Creative	○	○	○	○	○

Ratings ☆ ☆ ☆ ☆ ☆

Strain

Grower _____   **Date** _____

Acquired _____   **$** _____

| Indica | Hybrid | Sativa |

☐ **Flower** ☐ **Edible** ☐ **Concentrate**

☐ **Dab** ☐ **Vape**

Symptoms Relieved

_____
_____
_____
_____

Sweet · Floral · Spicy · Herbal · Woodsy · Earthy · Sour · Fruity

Effects			Strength		
Peaceful	○	○	○	○	○
Sleepy	○	○	○	○	○
Pain Relief	○	○	○	○	○
Hungry	○	○	○	○	○
Uplifted	○	○	○	○	○
Creative	○	○	○	○	○

Notes

_____
_____
_____
_____
_____
_____

Ratings ☆ ☆ ☆ ☆ ☆

Strain

Grower _____ **Date** _____

Acquired _____ **$** _____

| Indica | Hybrid | Sativa |

☐ **Flower** ☐ **Edible** ☐ **Concentrate**

☐ **Dab** ☐ **Vape**

Symptoms Relieved

_____
_____
_____
_____

Flavor wheel: Sweet, Floral, Spicy, Herbal, Woodsy, Earthy, Sour, Fruity

Notes

_____
_____
_____
_____

Effects	Strength
Peaceful	○ ○ ○ ○ ○
Sleepy	○ ○ ○ ○ ○
Pain Relief	○ ○ ○ ○ ○
Hungry	○ ○ ○ ○ ○
Uplifted	○ ○ ○ ○ ○
Creative	○ ○ ○ ○ ○

Ratings ☆ ☆ ☆ ☆ ☆

Strain

Grower _____ **Date** _____

Acquired _____ **$** _____

| Indica | Hybrid | Sativa |

☐ **Flower** ☐ **Edible** ☐ **Concentrate**

☐ **Dab** ☐ **Vape**

Symptoms Relieved

_____

_____

_____

_____

Aroma wheel: Sweet, Floral, Spicy, Herbal, Woodsy, Earthy, Sour, Fruity

Notes

_____

_____

_____

_____

_____

_____

Effects	Strength
Peaceful	○ ○ ○ ○ ○
Sleepy	○ ○ ○ ○ ○
Pain Relief	○ ○ ○ ○ ○
Hungry	○ ○ ○ ○ ○
Uplifted	○ ○ ○ ○ ○
Creative	○ ○ ○ ○ ○

Ratings ☆ ☆ ☆ ☆ ☆

Strain

Grower _____ **Date** _____

Acquired _____ **$** _____

| Indica | Hybrid | Sativa |

☐ **Flower** ☐ **Edible** ☐ **Concentrate**

☐ **Dab** ☐ **Vape**

Symptoms Relieved

_____
_____
_____
_____

Flavor wheel: Sweet, Floral, Spicy, Herbal, Woodsy, Earthy, Sour, Fruity

Notes

_____
_____
_____
_____
_____

Effects	Strength				
Peaceful	○	○	○	○	○
Sleepy	○	○	○	○	○
Pain Relief	○	○	○	○	○
Hungry	○	○	○	○	○
Uplifted	○	○	○	○	○
Creative	○	○	○	○	○

Ratings ☆ ☆ ☆ ☆ ☆

Strain

Grower _____   **Date** _____

Acquired _____   **$** _____

Indica	Hybrid	Sativa

☐ **Flower** ☐ **Edible** ☐ **Concentrate**

☐ **Dab** ☐ **Vape**

Symptoms Relieved

_____

_____

_____

_____

Sweet / Floral / Spicy / Herbal / Woodsy / Earthy / Sour / Fruity

Effects	Strength				
Peaceful	○	○	○	○	○
Sleepy	○	○	○	○	○
Pain Relief	○	○	○	○	○
Hungry	○	○	○	○	○
Uplifted	○	○	○	○	○
Creative	○	○	○	○	○

Notes

_____

_____

_____

_____

_____

_____

Ratings ☆ ☆ ☆ ☆ ☆

Strain

Grower _____ **Date** _____

Acquired _____ **$** _____

| Indica | Hybrid | Sativa |

☐ **Flower** ☐ **Edible** ☐ **Concentrate**

☐ **Dab** ☐ **Vape**

Symptoms Relieved

_____
_____
_____
_____

Notes

_____
_____
_____
_____
_____

Flavor wheel: Sweet, Floral, Spicy, Herbal, Woodsy, Earthy, Sour, Fruity

Effects	Strength				
Peaceful	○	○	○	○	○
Sleepy	○	○	○	○	○
Pain Relief	○	○	○	○	○
Hungry	○	○	○	○	○
Uplifted	○	○	○	○	○
Creative	○	○	○	○	○

Ratings ☆ ☆ ☆ ☆ ☆

Strain

Grower _____ **Date** _____

Acquired _____ **$** _____

| Indica | Hybrid | Sativa |

☐ **Flower** ☐ **Edible** ☐ **Concentrate**

☐ **Dab** ☐ **Vape**

Symptoms Relieved

_____
_____
_____
_____
_____

Flavor wheel: Sweet, Floral, Spicy, Herbal, Woodsy, Earthy, Sour, Fruity

Notes

_____
_____
_____
_____
_____
_____

Effects			Strength		
Peaceful	○	○	○	○	○
Sleepy	○	○	○	○	○
Pain Relief	○	○	○	○	○
Hungry	○	○	○	○	○
Uplifted	○	○	○	○	○
Creative	○	○	○	○	○

Ratings ☆ ☆ ☆ ☆ ☆

Strain

Grower _____ **Date** _____

Acquired _____ **$** _____

| Indica | Hybrid | Sativa |

☐ **Flower** ☐ **Edible** ☐ **Concentrate**

☐ **Dab** ☐ **Vape**

Symptoms Relieved

_____
_____
_____
_____
_____

Flavor wheel: Sweet, Floral, Spicy, Herbal, Woodsy, Earthy, Sour, Fruity

Notes

_____
_____
_____
_____
_____
_____

Effects	Strength				
Peaceful	○	○	○	○	○
Sleepy	○	○	○	○	○
Pain Relief	○	○	○	○	○
Hungry	○	○	○	○	○
Uplifted	○	○	○	○	○
Creative	○	○	○	○	○

Ratings ☆ ☆ ☆ ☆ ☆

Strain

Grower _____ **Date** _____

Acquired _____ **$** _____

| Indica | Hybrid | Sativa |

☐ **Flower** ☐ **Edible** ☐ **Concentrate**

☐ **Dab** ☐ **Vape**

Symptoms Relieved

_____

_____

_____

_____

Flavor wheel: Sweet, Floral, Spicy, Herbal, Woodsy, Earthy, Sour, Fruity

Notes

_____

_____

_____

_____

_____

_____

Effects	Strength				
Peaceful	○	○	○	○	○
Sleepy	○	○	○	○	○
Pain Relief	○	○	○	○	○
Hungry	○	○	○	○	○
Uplifted	○	○	○	○	○
Creative	○	○	○	○	○

Ratings ☆ ☆ ☆ ☆ ☆

Strain

Grower _____ **Date** _____

Acquired _____ **$** _____

| Indica | Hybrid | Sativa |

☐ **Flower** ☐ **Edible** ☐ **Concentrate**

☐ **Dab** ☐ **Vape**

Symptoms Relieved

_____
_____
_____
_____

Sweet
Fruity Floral
Sour Spicy
Earthy Herbal
Woodsy

Notes

_____
_____
_____
_____
_____

Effects	Strength				
Peaceful	○	○	○	○	○
Sleepy	○	○	○	○	○
Pain Relief	○	○	○	○	○
Hungry	○	○	○	○	○
Uplifted	○	○	○	○	○
Creative	○	○	○	○	○

Ratings ☆ ☆ ☆ ☆ ☆

Strain

Grower _____ **Date** _____

Acquired _____ **$** _____

| Indica | Hybrid | Sativa |

☐ **Flower** ☐ **Edible** ☐ **Concentrate**

☐ **Dab** ☐ **Vape**

Symptoms Relieved

_____

_____

_____

_____

Flavor wheel: Sweet, Floral, Spicy, Herbal, Woodsy, Earthy, Sour, Fruity

Notes

_____

_____

_____

_____

_____

Effects			Strength		
Peaceful	○	○	○	○	○
Sleepy	○	○	○	○	○
Pain Relief	○	○	○	○	○
Hungry	○	○	○	○	○
Uplifted	○	○	○	○	○
Creative	○	○	○	○	○

Ratings ☆ ☆ ☆ ☆ ☆

Strain

Grower _____   **Date** _____

Acquired _____   **$** _____

| Indica | Hybrid | Sativa |

☐ **Flower**   ☐ **Edible**   ☐ **Concentrate**

☐ **Dab**   ☐ **Vape**

Symptoms Relieved

_____
_____
_____
_____

Flavor wheel: Sweet, Floral, Spicy, Herbal, Woodsy, Earthy, Sour, Fruity

Notes

_____
_____
_____
_____
_____
_____

Effects	Strength				
Peaceful	○	○	○	○	○
Sleepy	○	○	○	○	○
Pain Relief	○	○	○	○	○
Hungry	○	○	○	○	○
Uplifted	○	○	○	○	○
Creative	○	○	○	○	○

Ratings ☆ ☆ ☆ ☆ ☆

Strain

Grower _____ **Date** _____

Acquired _____ **$** _____

| Indica | Hybrid | Sativa |

☐ **Flower** ☐ **Edible** ☐ **Concentrate**

☐ **Dab** ☐ **Vape**

Symptoms Relieved

_____
_____
_____
_____
_____

Aroma wheel: Sweet, Floral, Spicy, Herbal, Woodsy, Earthy, Sour, Fruity

Notes

_____
_____
_____
_____
_____
_____

Effects			Strength		
Peaceful	○	○	○	○	○
Sleepy	○	○	○	○	○
Pain Relief	○	○	○	○	○
Hungry	○	○	○	○	○
Uplifted	○	○	○	○	○
Creative	○	○	○	○	○

Ratings ☆ ☆ ☆ ☆ ☆

Strain

Grower _____   **Date** _____

Acquired _____   **$** _____

| Indica | Hybrid | Sativa |

☐ **Flower**　☐ **Edible**　☐ **Concentrate**

☐ **Dab**　☐ **Vape**

Symptoms Relieved

_____
_____
_____
_____

Sweet · Floral · Spicy · Herbal · Woodsy · Earthy · Sour · Fruity

Notes

_____
_____
_____
_____
_____

Effects	Strength				
Peaceful	○	○	○	○	○
Sleepy	○	○	○	○	○
Pain Relief	○	○	○	○	○
Hungry	○	○	○	○	○
Uplifted	○	○	○	○	○
Creative	○	○	○	○	○

Ratings ☆ ☆ ☆ ☆ ☆

Strain

Grower _____ **Date** _____

Acquired _____ **$** _____

| Indica | Hybrid | Sativa |

☐ **Flower** ☐ **Edible** ☐ **Concentrate**

☐ **Dab** ☐ **Vape**

Symptoms Relieved

_____

_____

_____

_____

_____

Sweet · Floral · Spicy · Herbal · Woodsy · Earthy · Sour · Fruity

Effects	Strength				
Peaceful	○	○	○	○	○
Sleepy	○	○	○	○	○
Pain Relief	○	○	○	○	○
Hungry	○	○	○	○	○
Uplifted	○	○	○	○	○
Creative	○	○	○	○	○

Notes

_____

_____

_____

_____

_____

Ratings ☆ ☆ ☆ ☆ ☆

Strain

Grower _____ **Date** _____

Acquired _____ **$** _____

| Indica | Hybrid | Sativa |

☐ **Flower** ☐ **Edible** ☐ **Concentrate**

☐ **Dab** ☐ **Vape**

Symptoms Relieved

_____
_____
_____
_____

Sweet · Floral · Spicy · Herbal · Woodsy · Earthy · Sour · Fruity

Notes

_____
_____
_____
_____
_____
_____

Effects		Strength			
Peaceful	○	○	○	○	○
Sleepy	○	○	○	○	○
Pain Relief	○	○	○	○	○
Hungry	○	○	○	○	○
Uplifted	○	○	○	○	○
Creative	○	○	○	○	○

Ratings ☆ ☆ ☆ ☆ ☆

Strain

Grower _____ **Date** _____

Acquired _____ **$** _____

| Indica | Hybrid | Sativa |

☐ **Flower** ☐ **Edible** ☐ **Concentrate**

☐ **Dab** ☐ **Vape**

Symptoms Relieved

_____
_____
_____
_____
_____

Sweet / Floral / Spicy / Herbal / Woodsy / Earthy / Sour / Fruity

Notes

_____
_____
_____
_____
_____
_____

Effects	Strength				
Peaceful	○	○	○	○	○
Sleepy	○	○	○	○	○
Pain Relief	○	○	○	○	○
Hungry	○	○	○	○	○
Uplifted	○	○	○	○	○
Creative	○	○	○	○	○

Ratings ☆ ☆ ☆ ☆ ☆

Strain

Grower _____ **Date** _____

Acquired _____ **$** _____

| Indica | Hybrid | Sativa |

☐ **Flower** ☐ **Edible** ☐ **Concentrate**

☐ **Dab** ☐ **Vape**

Symptoms Relieved

_____
_____
_____
_____

Sweet · Floral · Spicy · Herbal · Woodsy · Earthy · Sour · Fruity

Notes

_____
_____
_____
_____
_____

Effects	Strength
Peaceful	○ ○ ○ ○ ○
Sleepy	○ ○ ○ ○ ○
Pain Relief	○ ○ ○ ○ ○
Hungry	○ ○ ○ ○ ○
Uplifted	○ ○ ○ ○ ○
Creative	○ ○ ○ ○ ○

Ratings ☆ ☆ ☆ ☆ ☆

Strain

Grower _____ **Date** _____

Acquired _____ **$** _____

| Indica | Hybrid | Sativa |

☐ **Flower** ☐ **Edible** ☐ **Concentrate**

☐ **Dab** ☐ **Vape**

Symptoms Relieved

_____
_____
_____
_____

Sweet · Floral · Spicy · Herbal · Woodsy · Earthy · Sour · Fruity

Notes

_____
_____
_____
_____
_____
_____

Effects			Strength		
Peaceful	○	○	○	○	○
Sleepy	○	○	○	○	○
Pain Relief	○	○	○	○	○
Hungry	○	○	○	○	○
Uplifted	○	○	○	○	○
Creative	○	○	○	○	○

Ratings ☆ ☆ ☆ ☆ ☆

Strain

Grower _____ **Date** _____

Acquired _____ **$** _____

| Indica | Hybrid | Sativa |

☐ **Flower** ☐ **Edible** ☐ **Concentrate**

☐ **Dab** ☐ **Vape**

Symptoms Relieved

_____
_____
_____
_____

Sweet · Floral · Spicy · Herbal · Woodsy · Earthy · Sour · Fruity

Notes

_____
_____
_____
_____
_____

Effects	Strength
Peaceful	○ ○ ○ ○ ○
Sleepy	○ ○ ○ ○ ○
Pain Relief	○ ○ ○ ○ ○
Hungry	○ ○ ○ ○ ○
Uplifted	○ ○ ○ ○ ○
Creative	○ ○ ○ ○ ○

Ratings ☆ ☆ ☆ ☆ ☆

Strain

Grower _____ **Date** _____

Acquired _____ **$** _____

| Indica | Hybrid | Sativa |

☐ **Flower** ☐ **Edible** ☐ **Concentrate**

☐ **Dab** ☐ **Vape**

Symptoms Relieved

_____
_____
_____
_____

Notes

_____
_____
_____
_____
_____

Flavor Wheel
- Sweet
- Floral
- Spicy
- Herbal
- Woodsy
- Earthy
- Sour
- Fruity

Effects / Strength

Effects	Strength
Peaceful	○ ○ ○ ○ ○
Sleepy	○ ○ ○ ○ ○
Pain Relief	○ ○ ○ ○ ○
Hungry	○ ○ ○ ○ ○
Uplifted	○ ○ ○ ○ ○
Creative	○ ○ ○ ○ ○

Ratings ☆ ☆ ☆ ☆ ☆

Strain

Grower _____ **Date** _____

Acquired _____ **$** _____

| Indica | Hybrid | Sativa |

☐ **Flower** ☐ **Edible** ☐ **Concentrate**

☐ **Dab** ☐ **Vape**

Symptoms Relieved

_____
_____
_____
_____

Flavor wheel: Sweet, Floral, Spicy, Herbal, Woodsy, Earthy, Sour, Fruity

Notes

_____
_____
_____
_____
_____

Effects	Strength				
Peaceful	○	○	○	○	○
Sleepy	○	○	○	○	○
Pain Relief	○	○	○	○	○
Hungry	○	○	○	○	○
Uplifted	○	○	○	○	○
Creative	○	○	○	○	○

Ratings ☆ ☆ ☆ ☆ ☆

Strain

Grower _____ **Date** _____

Acquired _____ **$** _____

| Indica | Hybrid | Sativa |

☐ **Flower** ☐ **Edible** ☐ **Concentrate**

☐ **Dab** ☐ **Vape**

Symptoms Relieved

_____
_____
_____
_____
_____

Sweet · Floral · Spicy · Herbal · Woodsy · Earthy · Sour · Fruity

Notes

_____
_____
_____
_____
_____
_____

Effects	Strength				
Peaceful	○	○	○	○	○
Sleepy	○	○	○	○	○
Pain Relief	○	○	○	○	○
Hungry	○	○	○	○	○
Uplifted	○	○	○	○	○
Creative	○	○	○	○	○

Ratings ☆ ☆ ☆ ☆ ☆

Strain

Grower _____ **Date** _____

Acquired _____ **$** _____

| Indica | Hybrid | Sativa |

☐ **Flower** ☐ **Edible** ☐ **Concentrate**

☐ **Dab** ☐ **Vape**

Symptoms Relieved

_____
_____
_____
_____

Flavor wheel: Sweet, Floral, Spicy, Herbal, Woodsy, Earthy, Sour, Fruity

Notes

_____
_____
_____
_____
_____

Effects	Strength				
Peaceful	○	○	○	○	○
Sleepy	○	○	○	○	○
Pain Relief	○	○	○	○	○
Hungry	○	○	○	○	○
Uplifted	○	○	○	○	○
Creative	○	○	○	○	○

Ratings ☆ ☆ ☆ ☆ ☆

Strain

Grower _____ **Date** _____

Acquired _____ **$** _____

| Indica | Hybrid | Sativa |

☐ **Flower** ☐ **Edible** ☐ **Concentrate**

☐ **Dab** ☐ **Vape**

Sweet
Fruity   Floral
Sour   Spicy
Earthy   Herbal
Woodsy

Symptoms Relieved

_____
_____
_____
_____

Notes

_____
_____
_____
_____
_____

Effects			Strength		
Peaceful	○	○	○	○	○
Sleepy	○	○	○	○	○
Pain Relief	○	○	○	○	○
Hungry	○	○	○	○	○
Uplifted	○	○	○	○	○
Creative	○	○	○	○	○

Ratings ☆ ☆ ☆ ☆ ☆

Strain

Grower _____ **Date** _____

Acquired _____ **$** _____

| Indica | Hybrid | Sativa |

☐ **Flower** ☐ **Edible** ☐ **Concentrate**

☐ **Dab** ☐ **Vape**

Symptoms Relieved

_____
_____
_____
_____
_____

Sweet · Floral · Spicy · Herbal · Woodsy · Earthy · Sour · Fruity

Notes

_____
_____
_____
_____
_____

Effects		Strength			
Peaceful	○	○	○	○	○
Sleepy	○	○	○	○	○
Pain Relief	○	○	○	○	○
Hungry	○	○	○	○	○
Uplifted	○	○	○	○	○
Creative	○	○	○	○	○

Ratings ☆ ☆ ☆ ☆ ☆

Strain

Grower _____ **Date** _____

Acquired _____ **$** _____

| Indica | Hybrid | Sativa |

☐ **Flower** ☐ **Edible** ☐ **Concentrate**

☐ **Dab** ☐ **Vape**

Symptoms Relieved

_____
_____
_____
_____
_____

Sweet · Floral · Spicy · Herbal · Woodsy · Earthy · Sour · Fruity

Notes

_____
_____
_____
_____
_____
_____

Effects			Strength		
Peaceful	○	○	○	○	○
Sleepy	○	○	○	○	○
Pain Relief	○	○	○	○	○
Hungry	○	○	○	○	○
Uplifted	○	○	○	○	○
Creative	○	○	○	○	○

Ratings ☆ ☆ ☆ ☆ ☆

Strain

Grower _____ **Date** _____

Acquired _____ **$** _____

| Indica | Hybrid | Sativa |

☐ **Flower** ☐ **Edible** ☐ **Concentrate**

☐ **Dab** ☐ **Vape**

Symptoms Relieved

_____
_____
_____
_____

Sweet · Floral · Spicy · Herbal · Woodsy · Earthy · Sour · Fruity

Notes

_____
_____
_____
_____
_____

Effects	Strength				
Peaceful	○	○	○	○	○
Sleepy	○	○	○	○	○
Pain Relief	○	○	○	○	○
Hungry	○	○	○	○	○
Uplifted	○	○	○	○	○
Creative	○	○	○	○	○

Ratings ☆ ☆ ☆ ☆ ☆

Strain

Grower _____ **Date** _____

Acquired _____ **$** _____

| Indica | Hybrid | Sativa |

☐ **Flower** ☐ **Edible** ☐ **Concentrate**

☐ **Dab** ☐ **Vape**

Symptoms Relieved

_____
_____
_____
_____
_____

Flavor wheel: Sweet, Floral, Spicy, Herbal, Woodsy, Earthy, Sour, Fruity

Notes

_____
_____
_____
_____
_____
_____
_____

Effects			Strength		
Peaceful	○	○	○	○	○
Sleepy	○	○	○	○	○
Pain Relief	○	○	○	○	○
Hungry	○	○	○	○	○
Uplifted	○	○	○	○	○
Creative	○	○	○	○	○

Ratings ☆ ☆ ☆ ☆ ☆

Strain

Grower _____ **Date** _____

Acquired _____ **$** _____

| Indica | Hybrid | Sativa |

☐ **Flower** ☐ **Edible** ☐ **Concentrate**

☐ **Dab** ☐ **Vape**

Symptoms Relieved

_____
_____
_____
_____

Flavor wheel: Sweet, Floral, Spicy, Herbal, Woodsy, Earthy, Sour, Fruity

Notes

_____
_____
_____
_____
_____

Effects	Strength				
Peaceful	○	○	○	○	○
Sleepy	○	○	○	○	○
Pain Relief	○	○	○	○	○
Hungry	○	○	○	○	○
Uplifted	○	○	○	○	○
Creative	○	○	○	○	○

Ratings ☆ ☆ ☆ ☆ ☆

Strain

Grower _____ **Date** _____

Acquired _____ **$** _____

| Indica | Hybrid | Sativa |

☐ **Flower** ☐ **Edible** ☐ **Concentrate**

☐ **Dab** ☐ **Vape**

Symptoms Relieved

_____
_____
_____
_____

Flavor wheel: Sweet, Floral, Spicy, Herbal, Woodsy, Earthy, Sour, Fruity

Notes

_____
_____
_____
_____
_____
_____

Effects	Strength				
Peaceful	○	○	○	○	○
Sleepy	○	○	○	○	○
Pain Relief	○	○	○	○	○
Hungry	○	○	○	○	○
Uplifted	○	○	○	○	○
Creative	○	○	○	○	○

Ratings ☆ ☆ ☆ ☆ ☆

Strain

Grower _____ **Date** _____

Acquired _____ **$** _____

| Indica | Hybrid | Sativa |

☐ **Flower** ☐ **Edible** ☐ **Concentrate**

☐ **Dab** ☐ **Vape**

Symptoms Relieved

_____
_____
_____
_____

Flavor wheel: Sweet, Floral, Spicy, Herbal, Woodsy, Earthy, Sour, Fruity

Notes

_____
_____
_____
_____
_____
_____

Effects	Strength
Peaceful	○ ○ ○ ○ ○
Sleepy	○ ○ ○ ○ ○
Pain Relief	○ ○ ○ ○ ○
Hungry	○ ○ ○ ○ ○
Uplifted	○ ○ ○ ○ ○
Creative	○ ○ ○ ○ ○

Ratings ☆ ☆ ☆ ☆ ☆

Strain

Grower _____ **Date** _____

Acquired _____ **$** _____

| Indica | Hybrid | Sativa |

☐ **Flower** ☐ **Edible** ☐ **Concentrate**

☐ **Dab** ☐ **Vape**

Symptoms Relieved

_____
_____
_____
_____

Flavor wheel: Sweet, Floral, Spicy, Herbal, Woodsy, Earthy, Sour, Fruity

Notes

_____
_____
_____
_____
_____

Effects			Strength		
Peaceful	○	○	○	○	○
Sleepy	○	○	○	○	○
Pain Relief	○	○	○	○	○
Hungry	○	○	○	○	○
Uplifted	○	○	○	○	○
Creative	○	○	○	○	○

Ratings ☆ ☆ ☆ ☆ ☆

Strain

Grower _____ **Date** _____

Acquired _____ **$** _____

| Indica | Hybrid | Sativa |

☐ **Flower** ☐ **Edible** ☐ **Concentrate**

☐ **Dab** ☐ **Vape**

Symptoms Relieved

_____
_____
_____
_____

Flavor wheel: Sweet, Floral, Spicy, Herbal, Woodsy, Earthy, Sour, Fruity

Notes

_____
_____
_____
_____
_____

Effects	Strength				
Peaceful	○	○	○	○	○
Sleepy	○	○	○	○	○
Pain Relief	○	○	○	○	○
Hungry	○	○	○	○	○
Uplifted	○	○	○	○	○
Creative	○	○	○	○	○

Ratings ☆ ☆ ☆ ☆ ☆

Strain

Grower _____ **Date** _____

Acquired _____ **$** _____

| Indica | Hybrid | Sativa |

☐ **Flower** ☐ **Edible** ☐ **Concentrate**

☐ **Dab** ☐ **Vape**

Symptoms Relieved

_____
_____
_____
_____

Taste wheel: Sweet, Floral, Spicy, Herbal, Woodsy, Earthy, Sour, Fruity

Notes

_____
_____
_____
_____
_____
_____

Effects	Strength				
Peaceful	○	○	○	○	○
Sleepy	○	○	○	○	○
Pain Relief	○	○	○	○	○
Hungry	○	○	○	○	○
Uplifted	○	○	○	○	○
Creative	○	○	○	○	○

Ratings ☆ ☆ ☆ ☆ ☆

Strain

Grower _____ **Date** _____

Acquired _____ **$** _____

| Indica | Hybrid | Sativa |

☐ **Flower** ☐ **Edible** ☐ **Concentrate**

☐ **Dab** ☐ **Vape**

Symptoms Relieved

_____
_____
_____
_____
_____

Flavor wheel: Sweet, Floral, Spicy, Herbal, Woodsy, Earthy, Sour, Fruity

Notes

_____
_____
_____
_____
_____
_____

Effects	Strength				
Peaceful	○	○	○	○	○
Sleepy	○	○	○	○	○
Pain Relief	○	○	○	○	○
Hungry	○	○	○	○	○
Uplifted	○	○	○	○	○
Creative	○	○	○	○	○

Ratings ☆ ☆ ☆ ☆ ☆

Strain

Grower _____ **Date** _____

Acquired _____ **$** _____

| Indica | Hybrid | Sativa |

☐ **Flower** ☐ **Edible** ☐ **Concentrate**

☐ **Dab** ☐ **Vape**

Symptoms Relieved

_____
_____
_____
_____
_____

Sweet · Floral · Spicy · Herbal · Woodsy · Earthy · Sour · Fruity

Notes

_____
_____
_____
_____
_____
_____

Effects			Strength		
Peaceful	○	○	○	○	○
Sleepy	○	○	○	○	○
Pain Relief	○	○	○	○	○
Hungry	○	○	○	○	○
Uplifted	○	○	○	○	○
Creative	○	○	○	○	○

Ratings ☆ ☆ ☆ ☆ ☆

Strain

Grower _____ **Date** _____

Acquired _____ **$** _____

| Indica | Hybrid | Sativa |

☐ **Flower** ☐ **Edible** ☐ **Concentrate**

☐ **Dab** ☐ **Vape**

Symptoms Relieved

_____
_____
_____
_____

Flavor wheel: Sweet, Floral, Spicy, Herbal, Woodsy, Earthy, Sour, Fruity

Notes

_____
_____
_____
_____
_____

Effects	Strength				
Peaceful	○	○	○	○	○
Sleepy	○	○	○	○	○
Pain Relief	○	○	○	○	○
Hungry	○	○	○	○	○
Uplifted	○	○	○	○	○
Creative	○	○	○	○	○

Ratings ☆ ☆ ☆ ☆ ☆

Strain

Grower _____ **Date** _____

Acquired _____ **$** _____

Indica	Hybrid	Sativa

☐ **Flower** ☐ **Edible** ☐ **Concentrate**

☐ **Dab** ☐ **Vape**

Symptoms Relieved

_____
_____
_____
_____

Flavor wheel: Sweet, Floral, Spicy, Herbal, Woodsy, Earthy, Sour, Fruity

Notes

_____
_____
_____
_____
_____

Effects		Strength			
Peaceful	○	○	○	○	○
Sleepy	○	○	○	○	○
Pain Relief	○	○	○	○	○
Hungry	○	○	○	○	○
Uplifted	○	○	○	○	○
Creative	○	○	○	○	○

Ratings ☆ ☆ ☆ ☆ ☆

Strain

Grower _____ **Date** _____

Acquired _____ **$** _____

| Indica | Hybrid | Sativa |

☐ **Flower** ☐ **Edible** ☐ **Concentrate**

☐ **Dab** ☐ **Vape**

Symptoms Relieved

_____
_____
_____
_____

Sweet · Floral · Spicy · Herbal · Woodsy · Earthy · Sour · Fruity

Notes

_____
_____
_____
_____
_____

Effects		Strength		
Peaceful	○	○	○	○ ○
Sleepy	○	○	○	○ ○
Pain Relief	○	○	○	○ ○
Hungry	○	○	○	○ ○
Uplifted	○	○	○	○ ○
Creative	○	○	○	○ ○

Ratings ☆ ☆ ☆ ☆ ☆

Strain

Grower _____ **Date** _____

Acquired _____ **$** _____

| Indica | Hybrid | Sativa |

☐ **Flower** ☐ **Edible** ☐ **Concentrate**

☐ **Dab** ☐ **Vape**

Symptoms Relieved

_____

_____

_____

_____

_____

Notes

_____

_____

_____

_____

_____

_____

Flavor wheel: Sweet, Floral, Spicy, Herbal, Woodsy, Earthy, Sour, Fruity

Effects	Strength				
Peaceful	○	○	○	○	○
Sleepy	○	○	○	○	○
Pain Relief	○	○	○	○	○
Hungry	○	○	○	○	○
Uplifted	○	○	○	○	○
Creative	○	○	○	○	○

Ratings ☆ ☆ ☆ ☆ ☆

Strain

Grower _____ **Date** _____

Acquired _____ **$** _____

| Indica | Hybrid | Sativa |

☐ **Flower** ☐ **Edible** ☐ **Concentrate**

☐ **Dab** ☐ **Vape**

Symptoms Relieved

_____
_____
_____
_____

Sweet / Floral / Spicy / Herbal / Woodsy / Earthy / Sour / Fruity

Notes

_____
_____
_____
_____
_____

Effects	Strength				
Peaceful	○	○	○	○	○
Sleepy	○	○	○	○	○
Pain Relief	○	○	○	○	○
Hungry	○	○	○	○	○
Uplifted	○	○	○	○	○
Creative	○	○	○	○	○

Ratings ☆ ☆ ☆ ☆ ☆

Strain

Grower _____ **Date** _____

Acquired _____ **$** _____

| Indica | Hybrid | Sativa |

☐ **Flower** ☐ **Edible** ☐ **Concentrate**

☐ **Dab** ☐ **Vape**

Symptoms Relieved

_____
_____
_____
_____

Flavor wheel: Sweet, Floral, Spicy, Herbal, Woodsy, Earthy, Sour, Fruity

Notes

_____
_____
_____
_____
_____

Effects	Strength
Peaceful	○ ○ ○ ○ ○
Sleepy	○ ○ ○ ○ ○
Pain Relief	○ ○ ○ ○ ○
Hungry	○ ○ ○ ○ ○
Uplifted	○ ○ ○ ○ ○
Creative	○ ○ ○ ○ ○

Ratings ☆ ☆ ☆ ☆ ☆

Strain

Grower _____ **Date** _____

Acquired _____ **$** _____

| Indica | Hybrid | Sativa |

☐ **Flower** ☐ **Edible** ☐ **Concentrate**

☐ **Dab** ☐ **Vape**

Symptoms Relieved

_____
_____
_____
_____

Sweet · Floral · Spicy · Herbal · Woodsy · Earthy · Sour · Fruity

Notes

_____
_____
_____
_____
_____
_____

Effects	Strength				
Peaceful	○	○	○	○	○
Sleepy	○	○	○	○	○
Pain Relief	○	○	○	○	○
Hungry	○	○	○	○	○
Uplifted	○	○	○	○	○
Creative	○	○	○	○	○

Ratings ☆ ☆ ☆ ☆ ☆

Strain

Grower _____ **Date** _____

Acquired _____ **$** _____

| Indica | Hybrid | Sativa |

☐ **Flower** ☐ **Edible** ☐ **Concentrate**

☐ **Dab** ☐ **Vape**

Symptoms Relieved

_____
_____
_____
_____
_____

Sweet · Floral · Spicy · Herbal · Woodsy · Earthy · Sour · Fruity

Notes

_____
_____
_____
_____
_____
_____
_____

Effects	Strength				
Peaceful	○	○	○	○	○
Sleepy	○	○	○	○	○
Pain Relief	○	○	○	○	○
Hungry	○	○	○	○	○
Uplifted	○	○	○	○	○
Creative	○	○	○	○	○

Ratings ☆ ☆ ☆ ☆ ☆

Strain

Grower _____ **Date** _____

Acquired _____ **$** _____

| Indica | Hybrid | Sativa |

☐ **Flower** ☐ **Edible** ☐ **Concentrate**

☐ **Dab** ☐ **Vape**

Symptoms Relieved

_____
_____
_____
_____

Sweet · Floral · Spicy · Herbal · Woodsy · Earthy · Sour · Fruity

Notes

_____
_____
_____
_____
_____
_____

Effects	Strength
Peaceful	○ ○ ○ ○ ○
Sleepy	○ ○ ○ ○ ○
Pain Relief	○ ○ ○ ○ ○
Hungry	○ ○ ○ ○ ○
Uplifted	○ ○ ○ ○ ○
Creative	○ ○ ○ ○ ○

Ratings ☆ ☆ ☆ ☆ ☆

Strain

Grower _____ **Date** _____

Acquired _____ **$** _____

| Indica | Hybrid | Sativa |

☐ **Flower** ☐ **Edible** ☐ **Concentrate**

☐ **Dab** ☐ **Vape**

Symptoms Relieved

_____
_____
_____
_____
_____

Sweet · Floral · Spicy · Herbal · Woodsy · Earthy · Sour · Fruity

Notes

_____
_____
_____
_____
_____
_____

Effects	Strength				
Peaceful	○	○	○	○	○
Sleepy	○	○	○	○	○
Pain Relief	○	○	○	○	○
Hungry	○	○	○	○	○
Uplifted	○	○	○	○	○
Creative	○	○	○	○	○

Ratings ☆ ☆ ☆ ☆ ☆

Strain

Grower _____ **Date** _____

Acquired _____ **$** _____

| Indica | Hybrid | Sativa |

☐ **Flower** ☐ **Edible** ☐ **Concentrate**

☐ **Dab** ☐ **Vape**

Symptoms Relieved

_____
_____
_____
_____

Sweet · Floral · Spicy · Herbal · Woodsy · Earthy · Sour · Fruity

Notes

_____
_____
_____
_____
_____

Effects			Strength		
Peaceful	○	○	○	○	○
Sleepy	○	○	○	○	○
Pain Relief	○	○	○	○	○
Hungry	○	○	○	○	○
Uplifted	○	○	○	○	○
Creative	○	○	○	○	○

Ratings ☆ ☆ ☆ ☆ ☆

Strain

Grower _____ **Date** _____

Acquired _____ **$** _____

| Indica | Hybrid | Sativa |

☐ **Flower** ☐ **Edible** ☐ **Concentrate**

☐ **Dab** ☐ **Vape**

Sweet · Floral · Spicy · Herbal · Woodsy · Earthy · Sour · Fruity

Symptoms Relieved

_____
_____
_____
_____
_____

Notes

_____
_____
_____
_____
_____
_____

Effects			Strength		
Peaceful	○	○	○	○	○
Sleepy	○	○	○	○	○
Pain Relief	○	○	○	○	○
Hungry	○	○	○	○	○
Uplifted	○	○	○	○	○
Creative	○	○	○	○	○

Ratings ☆ ☆ ☆ ☆ ☆

Strain

Grower _____ **Date** _____

Acquired _____ **$** _____

| Indica | Hybrid | Sativa |

☐ **Flower** ☐ **Edible** ☐ **Concentrate**

☐ **Dab** ☐ **Vape**

Symptoms Relieved

_____
_____
_____
_____

Flavor wheel: Sweet, Floral, Spicy, Herbal, Woodsy, Earthy, Sour, Fruity

Notes

_____
_____
_____
_____
_____

Effects	Strength				
Peaceful	○	○	○	○	○
Sleepy	○	○	○	○	○
Pain Relief	○	○	○	○	○
Hungry	○	○	○	○	○
Uplifted	○	○	○	○	○
Creative	○	○	○	○	○

Ratings ☆ ☆ ☆ ☆ ☆

Strain

Grower _____ **Date** _____

Acquired _____ **$** _____

| Indica | Hybrid | Sativa |

☐ **Flower** ☐ **Edible** ☐ **Concentrate**

☐ **Dab** ☐ **Vape**

Symptoms Relieved

_____
_____
_____
_____
_____

Sweet · Floral · Spicy · Herbal · Woodsy · Earthy · Sour · Fruity

Notes

_____
_____
_____
_____
_____
_____

Effects	Strength				
Peaceful	○	○	○	○	○
Sleepy	○	○	○	○	○
Pain Relief	○	○	○	○	○
Hungry	○	○	○	○	○
Uplifted	○	○	○	○	○
Creative	○	○	○	○	○

Ratings ☆ ☆ ☆ ☆ ☆

Strain

Grower _____ **Date** _____

Acquired _____ **$** _____

| Indica | Hybrid | Sativa |

☐ **Flower** ☐ **Edible** ☐ **Concentrate**

☐ **Dab** ☐ **Vape**

Symptoms Relieved

_____
_____
_____
_____
_____

Sweet / Floral / Spicy / Herbal / Woodsy / Earthy / Sour / Fruity

Notes

_____
_____
_____
_____
_____
_____

Effects		Strength		
Peaceful	○	○	○	○ ○
Sleepy	○	○	○	○ ○
Pain Relief	○	○	○	○ ○
Hungry	○	○	○	○ ○
Uplifted	○	○	○	○ ○
Creative	○	○	○	○ ○

Ratings ☆ ☆ ☆ ☆ ☆

Strain

Grower _____ **Date** _____

Acquired _____ **$** _____

| Indica | Hybrid | Sativa |

☐ **Flower** ☐ **Edible** ☐ **Concentrate**

☐ **Dab** ☐ **Vape**

Symptoms Relieved

_____
_____
_____
_____
_____

Sweet • Floral • Spicy • Herbal • Woodsy • Earthy • Sour • Fruity

Notes

_____
_____
_____
_____
_____
_____

Effects			Strength		
Peaceful	○	○	○	○	○
Sleepy	○	○	○	○	○
Pain Relief	○	○	○	○	○
Hungry	○	○	○	○	○
Uplifted	○	○	○	○	○
Creative	○	○	○	○	○

Ratings ☆ ☆ ☆ ☆ ☆

Strain

Grower _____ **Date** _____

Acquired _____ **$** _____

| Indica | Hybrid | Sativa |

☐ **Flower**   ☐ **Edible**   ☐ **Concentrate**

☐ **Dab**   ☐ **Vape**

Symptoms Relieved

_____
_____
_____
_____

Flavor wheel: Sweet, Floral, Spicy, Herbal, Woodsy, Earthy, Sour, Fruity

Notes

_____
_____
_____
_____
_____

Effects	Strength
Peaceful	○ ○ ○ ○ ○
Sleepy	○ ○ ○ ○ ○
Pain Relief	○ ○ ○ ○ ○
Hungry	○ ○ ○ ○ ○
Uplifted	○ ○ ○ ○ ○
Creative	○ ○ ○ ○ ○

Ratings ☆ ☆ ☆ ☆ ☆

Strain

Grower _____ **Date** _____

Acquired _____ **$** _____

| Indica | Hybrid | Sativa |

☐ **Flower** ☐ **Edible** ☐ **Concentrate**

☐ **Dab** ☐ **Vape**

Symptoms Relieved

_____
_____
_____
_____
_____

Notes

_____
_____
_____
_____
_____

Flavor wheel: Sweet, Floral, Spicy, Herbal, Woodsy, Earthy, Sour, Fruity

Effects			Strength		
Peaceful	○	○	○	○	○
Sleepy	○	○	○	○	○
Pain Relief	○	○	○	○	○
Hungry	○	○	○	○	○
Uplifted	○	○	○	○	○
Creative	○	○	○	○	○

Ratings ☆ ☆ ☆ ☆ ☆

Strain

Grower _____ **Date** _____

Acquired _____ **$** _____

| Indica | Hybrid | Sativa |

☐ **Flower** ☐ **Edible** ☐ **Concentrate**

☐ **Dab** ☐ **Vape**

Symptoms Relieved

_____

_____

_____

_____

Sweet · Floral · Spicy · Herbal · Woodsy · Earthy · Sour · Fruity

Notes

_____

_____

_____

_____

_____

Effects	Strength
Peaceful	○ ○ ○ ○ ○
Sleepy	○ ○ ○ ○ ○
Pain Relief	○ ○ ○ ○ ○
Hungry	○ ○ ○ ○ ○
Uplifted	○ ○ ○ ○ ○
Creative	○ ○ ○ ○ ○

Ratings ☆ ☆ ☆ ☆ ☆

Strain

Grower _____ **Date** _____

Acquired _____ **$** _____

| Indica | Hybrid | Sativa |

☐ **Flower** ☐ **Edible** ☐ **Concentrate**

☐ **Dab** ☐ **Vape**

Symptoms Relieved

_____
_____
_____
_____

Flavor wheel: Sweet, Floral, Spicy, Herbal, Woodsy, Earthy, Sour, Fruity

Notes

_____
_____
_____
_____
_____
_____

Effects	Strength
Peaceful	○ ○ ○ ○ ○
Sleepy	○ ○ ○ ○ ○
Pain Relief	○ ○ ○ ○ ○
Hungry	○ ○ ○ ○ ○
Uplifted	○ ○ ○ ○ ○
Creative	○ ○ ○ ○ ○

Ratings ☆ ☆ ☆ ☆ ☆

Strain

Grower _____ **Date** _____

Acquired _____ **$** _____

| Indica | Hybrid | Sativa |

☐ **Flower** ☐ **Edible** ☐ **Concentrate**

☐ **Dab** ☐ **Vape**

Symptoms Relieved

_____
_____
_____
_____

Flavor wheel: Sweet, Floral, Spicy, Herbal, Woodsy, Earthy, Sour, Fruity

Notes

_____
_____
_____
_____
_____

Effects	Strength				
Peaceful	○	○	○	○	○
Sleepy	○	○	○	○	○
Pain Relief	○	○	○	○	○
Hungry	○	○	○	○	○
Uplifted	○	○	○	○	○
Creative	○	○	○	○	○

Ratings ☆ ☆ ☆ ☆ ☆

Strain

Grower _____ **Date** _____

Acquired _____ **$** _____

| Indica | Hybrid | Sativa |

☐ **Flower** ☐ **Edible** ☐ **Concentrate**

☐ **Dab** ☐ **Vape**

Symptoms Relieved

_____

_____

_____

_____

_____

Flavor wheel: Sweet, Floral, Spicy, Herbal, Woodsy, Earthy, Sour, Fruity

Notes

_____

_____

_____

_____

_____

_____

Effects	Strength				
Peaceful	○	○	○	○	○
Sleepy	○	○	○	○	○
Pain Relief	○	○	○	○	○
Hungry	○	○	○	○	○
Uplifted	○	○	○	○	○
Creative	○	○	○	○	○

Ratings ☆ ☆ ☆ ☆ ☆

Strain

Grower _____   **Date** _____

Acquired _____   **$** _____

| Indica | Hybrid | Sativa |

☐ **Flower** ☐ **Edible** ☐ **Concentrate**

☐ **Dab** ☐ **Vape**

Symptoms Relieved

_____
_____
_____
_____

Flavor wheel: Sweet, Floral, Spicy, Herbal, Woodsy, Earthy, Sour, Fruity

Notes

_____
_____
_____
_____
_____

Effects	Strength
Peaceful	○ ○ ○ ○ ○
Sleepy	○ ○ ○ ○ ○
Pain Relief	○ ○ ○ ○ ○
Hungry	○ ○ ○ ○ ○
Uplifted	○ ○ ○ ○ ○
Creative	○ ○ ○ ○ ○

Ratings ☆ ☆ ☆ ☆ ☆

Strain

Grower _____ **Date** _____

Acquired _____ **$** _____

| Indica | Hybrid | Sativa |

☐ **Flower** ☐ **Edible** ☐ **Concentrate**

☐ **Dab** ☐ **Vape**

Symptoms Relieved

_____
_____
_____
_____
_____

Sweet · Floral · Spicy · Herbal · Woodsy · Earthy · Sour · Fruity

Notes

_____
_____
_____
_____
_____

Effects	Strength
Peaceful	○ ○ ○ ○ ○
Sleepy	○ ○ ○ ○ ○
Pain Relief	○ ○ ○ ○ ○
Hungry	○ ○ ○ ○ ○
Uplifted	○ ○ ○ ○ ○
Creative	○ ○ ○ ○ ○

Ratings ☆ ☆ ☆ ☆ ☆

Strain

Grower _____   **Date** _____

Acquired _____   **$** _____

| Indica | Hybrid | Sativa |

☐ **Flower** ☐ **Edible** ☐ **Concentrate**

☐ **Dab** ☐ **Vape**

Symptoms Relieved

_____

_____

_____

_____

Sweet · Floral · Spicy · Herbal · Woodsy · Earthy · Sour · Fruity

Notes

_____

_____

_____

_____

Effects	Strength				
Peaceful	○	○	○	○	○
Sleepy	○	○	○	○	○
Pain Relief	○	○	○	○	○
Hungry	○	○	○	○	○
Uplifted	○	○	○	○	○
Creative	○	○	○	○	○

Ratings ☆ ☆ ☆ ☆ ☆

Strain

Grower _____ **Date** _____

Acquired _____ $ _____

| Indica | Hybrid | Sativa |

☐ **Flower** ☐ **Edible** ☐ **Concentrate**

☐ **Dab** ☐ **Vape**

Symptoms Relieved

_____
_____
_____
_____
_____

Sweet · Floral · Spicy · Herbal · Woodsy · Earthy · Sour · Fruity

Notes

_____
_____
_____
_____
_____
_____

Effects	Strength				
Peaceful	○	○	○	○	○
Sleepy	○	○	○	○	○
Pain Relief	○	○	○	○	○
Hungry	○	○	○	○	○
Uplifted	○	○	○	○	○
Creative	○	○	○	○	○

Ratings ☆ ☆ ☆ ☆ ☆

Strain

Grower _____ **Date** _____

Acquired _____ **$** _____

| Indica | Hybrid | Sativa |

☐ **Flower** ☐ **Edible** ☐ **Concentrate**

☐ **Dab** ☐ **Vape**

Symptoms Relieved

_____
_____
_____
_____

Flavor wheel: Sweet, Floral, Spicy, Herbal, Woodsy, Earthy, Sour, Fruity

Notes

_____
_____
_____
_____
_____

Effects		Strength			
Peaceful	○	○	○	○	○
Sleepy	○	○	○	○	○
Pain Relief	○	○	○	○	○
Hungry	○	○	○	○	○
Uplifted	○	○	○	○	○
Creative	○	○	○	○	○

Ratings ☆ ☆ ☆ ☆ ☆

Strain

Grower _____ **Date** _____

Acquired _____ **$** _____

| Indica | Hybrid | Sativa |

☐ **Flower** ☐ **Edible** ☐ **Concentrate**

☐ **Dab** ☐ **Vape**

Symptoms Relieved

_____

_____

_____

_____

Flavor wheel: Sweet, Floral, Spicy, Herbal, Woodsy, Earthy, Sour, Fruity

Notes

_____

_____

_____

_____

_____

Effects	Strength				
Peaceful	○	○	○	○	○
Sleepy	○	○	○	○	○
Pain Relief	○	○	○	○	○
Hungry	○	○	○	○	○
Uplifted	○	○	○	○	○
Creative	○	○	○	○	○

Ratings ☆ ☆ ☆ ☆ ☆

Strain

Grower _____ **Date** _____

Acquired _____ **$** _____

| Indica | Hybrid | Sativa |

☐ **Flower** ☐ **Edible** ☐ **Concentrate**

☐ **Dab** ☐ **Vape**

Symptoms Relieved

_____
_____
_____
_____

Sweet · Floral · Spicy · Herbal · Woodsy · Earthy · Sour · Fruity

Notes

_____
_____
_____
_____
_____

Effects	Strength
Peaceful	○ ○ ○ ○ ○
Sleepy	○ ○ ○ ○ ○
Pain Relief	○ ○ ○ ○ ○
Hungry	○ ○ ○ ○ ○
Uplifted	○ ○ ○ ○ ○
Creative	○ ○ ○ ○ ○

Ratings ☆ ☆ ☆ ☆ ☆

Strain

Grower _____ **Date** _____

Acquired _____ **$** _____

| Indica | Hybrid | Sativa |

☐ **Flower** ☐ **Edible** ☐ **Concentrate**

☐ **Dab** ☐ **Vape**

Symptoms Relieved

_____

_____

_____

_____

_____

Sweet / Floral / Spicy / Herbal / Woodsy / Earthy / Sour / Fruity

Notes

_____

_____

_____

_____

_____

_____

Effects	Strength
Peaceful	○ ○ ○ ○ ○
Sleepy	○ ○ ○ ○ ○
Pain Relief	○ ○ ○ ○ ○
Hungry	○ ○ ○ ○ ○
Uplifted	○ ○ ○ ○ ○
Creative	○ ○ ○ ○ ○

Ratings ☆ ☆ ☆ ☆ ☆

Strain

Grower _____ **Date** _____

Acquired _____ **$** _____

| Indica | Hybrid | Sativa |

☐ **Flower** ☐ **Edible** ☐ **Concentrate**

☐ **Dab** ☐ **Vape**

Symptoms Relieved

_____
_____
_____
_____

Sweet · Floral · Spicy · Herbal · Woodsy · Earthy · Sour · Fruity

Notes

_____
_____
_____
_____
_____

Effects	Strength
Peaceful	○ ○ ○ ○ ○
Sleepy	○ ○ ○ ○ ○
Pain Relief	○ ○ ○ ○ ○
Hungry	○ ○ ○ ○ ○
Uplifted	○ ○ ○ ○ ○
Creative	○ ○ ○ ○ ○

Ratings ☆ ☆ ☆ ☆ ☆

Strain

Grower _____ **Date** _____

Acquired _____ **$** _____

| Indica | Hybrid | Sativa |

☐ **Flower** ☐ **Edible** ☐ **Concentrate**

☐ **Dab** ☐ **Vape**

Symptoms Relieved

_____
_____
_____
_____
_____

Flavor wheel: Sweet, Floral, Spicy, Herbal, Woodsy, Earthy, Sour, Fruity

Notes

_____
_____
_____
_____
_____
_____
_____

Effects	Strength				
Peaceful	○	○	○	○	○
Sleepy	○	○	○	○	○
Pain Relief	○	○	○	○	○
Hungry	○	○	○	○	○
Uplifted	○	○	○	○	○
Creative	○	○	○	○	○

Ratings ☆ ☆ ☆ ☆ ☆

Strain

Grower _____ **Date** _____

Acquired _____ **$** _____

| Indica | Hybrid | Sativa |

☐ **Flower** ☐ **Edible** ☐ **Concentrate**

☐ **Dab** ☐ **Vape**

Symptoms Relieved

_____
_____
_____
_____

Flavor wheel: Sweet, Floral, Spicy, Herbal, Woodsy, Earthy, Sour, Fruity

Notes

_____
_____
_____
_____
_____

Effects			Strength		
Peaceful	○	○	○	○	○
Sleepy	○	○	○	○	○
Pain Relief	○	○	○	○	○
Hungry	○	○	○	○	○
Uplifted	○	○	○	○	○
Creative	○	○	○	○	○

Ratings ☆ ☆ ☆ ☆ ☆

Strain

Grower _____   **Date** _____

Acquired _____   **$** _____

Indica	Hybrid	Sativa

☐ **Flower** ☐ **Edible** ☐ **Concentrate**

☐ **Dab** ☐ **Vape**

Symptoms Relieved

_____

_____

_____

_____

_____

Flavor wheel: Sweet, Floral, Spicy, Herbal, Woodsy, Earthy, Sour, Fruity

Notes

_____

_____

_____

_____

_____

_____

Effects			Strength		
Peaceful	○	○	○	○	○
Sleepy	○	○	○	○	○
Pain Relief	○	○	○	○	○
Hungry	○	○	○	○	○
Uplifted	○	○	○	○	○
Creative	○	○	○	○	○

Ratings ☆ ☆ ☆ ☆ ☆

Strain

Grower _____ **Date** _____

Acquired _____ **$** _____

| Indica | Hybrid | Sativa |

☐ **Flower** ☐ **Edible** ☐ **Concentrate**

☐ **Dab** ☐ **Vape**

Symptoms Relieved

_____
_____
_____
_____

Notes

_____
_____
_____
_____
_____

Flavor wheel: Sweet, Floral, Spicy, Herbal, Woodsy, Earthy, Sour, Fruity

Effects — **Strength**

- Peaceful ○ ○ ○ ○ ○
- Sleepy ○ ○ ○ ○ ○
- Pain Relief ○ ○ ○ ○ ○
- Hungry ○ ○ ○ ○ ○
- Uplifted ○ ○ ○ ○ ○
- Creative ○ ○ ○ ○ ○

Ratings ☆ ☆ ☆ ☆ ☆

Strain

Grower _____ **Date** _____

Acquired _____ **$** _____

| Indica | Hybrid | Sativa |

☐ **Flower** ☐ **Edible** ☐ **Concentrate**

☐ **Dab** ☐ **Vape**

Symptoms Relieved

_____
_____
_____
_____
_____

Sweet · Floral · Spicy · Herbal · Woodsy · Earthy · Sour · Fruity

Notes

_____
_____
_____
_____
_____
_____

Effects		Strength			
Peaceful	○	○	○	○	○
Sleepy	○	○	○	○	○
Pain Relief	○	○	○	○	○
Hungry	○	○	○	○	○
Uplifted	○	○	○	○	○
Creative	○	○	○	○	○

Ratings ☆ ☆ ☆ ☆ ☆

Strain

Grower _____ **Date** _____

Acquired _____ $ _____

| Indica | Hybrid | Sativa |

☐ **Flower** ☐ **Edible** ☐ **Concentrate**

☐ **Dab** ☐ **Vape**

Symptoms Relieved

_____
_____
_____
_____

Sweet · Floral · Spicy · Herbal · Woodsy · Earthy · Sour · Fruity

Notes

_____
_____
_____
_____
_____

Effects			Strength		
Peaceful	○	○	○	○	○
Sleepy	○	○	○	○	○
Pain Relief	○	○	○	○	○
Hungry	○	○	○	○	○
Uplifted	○	○	○	○	○
Creative	○	○	○	○	○

Ratings ☆ ☆ ☆ ☆ ☆

Strain

_____

Grower _____ **Date** _____

Acquired _____ **$** _____

| Indica | Hybrid | Sativa |

☐ **Flower** ☐ **Edible** ☐ **Concentrate**

☐ **Dab** ☐ **Vape**

Symptoms Relieved

_____
_____
_____
_____

Sweet / Fruity / Floral / Sour / Spicy / Earthy / Woodsy / Herbal

Notes

_____
_____
_____
_____
_____

Effects	Strength
Peaceful	○ ○ ○ ○ ○
Sleepy	○ ○ ○ ○ ○
Pain Relief	○ ○ ○ ○ ○
Hungry	○ ○ ○ ○ ○
Uplifted	○ ○ ○ ○ ○
Creative	○ ○ ○ ○ ○

Ratings ☆ ☆ ☆ ☆ ☆

Strain

Grower _____   **Date** _____

Acquired _____   **$** _____

| Indica | Hybrid | Sativa |

☐ **Flower** ☐ **Edible** ☐ **Concentrate**

☐ **Dab** ☐ **Vape**

Symptoms Relieved

_____
_____
_____
_____

Notes

_____
_____
_____
_____
_____

Sweet / Floral / Spicy / Herbal / Woodsy / Earthy / Sour / Fruity

Effects	Strength				
Peaceful	○	○	○	○	○
Sleepy	○	○	○	○	○
Pain Relief	○	○	○	○	○
Hungry	○	○	○	○	○
Uplifted	○	○	○	○	○
Creative	○	○	○	○	○

Ratings ☆ ☆ ☆ ☆ ☆

Strain

Grower _____ **Date** _____

Acquired _____ **$** _____

| Indica | Hybrid | Sativa |

☐ **Flower** ☐ **Edible** ☐ **Concentrate**

☐ **Dab** ☐ **Vape**

Symptoms Relieved

_____

_____

_____

_____

_____

Sweet · Floral · Spicy · Herbal · Woodsy · Earthy · Sour · Fruity

Notes

_____

_____

_____

_____

_____

_____

Effects	Strength				
Peaceful	○	○	○	○	○
Sleepy	○	○	○	○	○
Pain Relief	○	○	○	○	○
Hungry	○	○	○	○	○
Uplifted	○	○	○	○	○
Creative	○	○	○	○	○

Ratings ☆ ☆ ☆ ☆ ☆

Strain

Grower _____ **Date** _____

Acquired _____ **$** _____

| Indica | Hybrid | Sativa |

☐ **Flower** ☐ **Edible** ☐ **Concentrate**

☐ **Dab** ☐ **Vape**

Symptoms Relieved

_____
_____
_____
_____
_____

Sweet / Floral / Spicy / Herbal / Woodsy / Earthy / Sour / Fruity

Notes

_____
_____
_____
_____
_____
_____

Effects — Strength

Effects	Strength
Peaceful	○ ○ ○ ○ ○
Sleepy	○ ○ ○ ○ ○
Pain Relief	○ ○ ○ ○ ○
Hungry	○ ○ ○ ○ ○
Uplifted	○ ○ ○ ○ ○
Creative	○ ○ ○ ○ ○

Ratings ☆ ☆ ☆ ☆ ☆

Strain

Grower _____ **Date** _____

Acquired _____ **$** _____

| Indica | Hybrid | Sativa |

☐ **Flower** ☐ **Edible** ☐ **Concentrate**

☐ **Dab** ☐ **Vape**

Symptoms Relieved

_____
_____
_____
_____
_____

Sweet · Floral · Spicy · Herbal · Woodsy · Earthy · Sour · Fruity

Notes

_____
_____
_____
_____
_____
_____

Effects	Strength
Peaceful	○ ○ ○ ○ ○
Sleepy	○ ○ ○ ○ ○
Pain Relief	○ ○ ○ ○ ○
Hungry	○ ○ ○ ○ ○
Uplifted	○ ○ ○ ○ ○
Creative	○ ○ ○ ○ ○

Ratings ☆ ☆ ☆ ☆ ☆

Strain

Grower _____   **Date** _____

Acquired _____   **$** _____

| Indica | Hybrid | Sativa |

☐ **Flower** ☐ **Edible** ☐ **Concentrate**

☐ **Dab** ☐ **Vape**

Symptoms Relieved

_____
_____
_____
_____

Notes

_____
_____
_____
_____
_____

Flavor wheel: Sweet, Floral, Spicy, Herbal, Woodsy, Earthy, Sour, Fruity

Effects	Strength				
Peaceful	○	○	○	○	○
Sleepy	○	○	○	○	○
Pain Relief	○	○	○	○	○
Hungry	○	○	○	○	○
Uplifted	○	○	○	○	○
Creative	○	○	○	○	○

Ratings ☆ ☆ ☆ ☆ ☆

Strain

Grower _____ **Date** _____

Acquired _____ **$** _____

| Indica | Hybrid | Sativa |

☐ **Flower** ☐ **Edible** ☐ **Concentrate**

☐ **Dab** ☐ **Vape**

Symptoms Relieved

_____
_____
_____
_____

Sweet · Floral · Spicy · Herbal · Woodsy · Earthy · Sour · Fruity

Notes

_____
_____
_____
_____
_____

Effects	Strength				
Peaceful	○	○	○	○	○
Sleepy	○	○	○	○	○
Pain Relief	○	○	○	○	○
Hungry	○	○	○	○	○
Uplifted	○	○	○	○	○
Creative	○	○	○	○	○

Ratings ☆ ☆ ☆ ☆ ☆

Strain

Grower _____ **Date** _____

Acquired _____ **$** _____

| Indica | Hybrid | Sativa |

☐ **Flower** ☐ **Edible** ☐ **Concentrate**

☐ **Dab** ☐ **Vape**

Symptoms Relieved

_____
_____
_____
_____
_____

Sweet · Floral · Spicy · Herbal · Woodsy · Earthy · Sour · Fruity

Notes

_____
_____
_____
_____
_____
_____

Effects	Strength				
Peaceful	○	○	○	○	○
Sleepy	○	○	○	○	○
Pain Relief	○	○	○	○	○
Hungry	○	○	○	○	○
Uplifted	○	○	○	○	○
Creative	○	○	○	○	○

Ratings ☆ ☆ ☆ ☆ ☆

Strain

Grower _____ **Date** _____

Acquired _____ **$** _____

Indica	Hybrid	Sativa

☐ **Flower** ☐ **Edible** ☐ **Concentrate**

☐ **Dab** ☐ **Vape**

Symptoms Relieved

_____

_____

_____

_____

Flavor wheel: Sweet, Floral, Spicy, Herbal, Woodsy, Earthy, Sour, Fruity

Notes

_____

_____

_____

_____

_____

_____

Effects	Strength				
Peaceful	○	○	○	○	○
Sleepy	○	○	○	○	○
Pain Relief	○	○	○	○	○
Hungry	○	○	○	○	○
Uplifted	○	○	○	○	○
Creative	○	○	○	○	○

Ratings ☆ ☆ ☆ ☆ ☆

Strain

Grower _____ **Date** _____

Acquired _____ **$** _____

| Indica | Hybrid | Sativa |

☐ **Flower** ☐ **Edible** ☐ **Concentrate**

☐ **Dab** ☐ **Vape**

Symptoms Relieved

_____
_____
_____
_____
_____

Flavor wheel: Sweet, Floral, Spicy, Herbal, Woodsy, Earthy, Sour, Fruity

Notes

_____
_____
_____
_____
_____
_____

Effects		Strength			
Peaceful	○	○	○	○	○
Sleepy	○	○	○	○	○
Pain Relief	○	○	○	○	○
Hungry	○	○	○	○	○
Uplifted	○	○	○	○	○
Creative	○	○	○	○	○

Ratings ☆ ☆ ☆ ☆ ☆

Strain

Grower _____ **Date** _____

Acquired _____ **$** _____

| Indica | Hybrid | Sativa |

☐ **Flower** ☐ **Edible** ☐ **Concentrate**

☐ **Dab** ☐ **Vape**

Symptoms Relieved

_____
_____
_____
_____
_____

Sweet · Floral · Spicy · Herbal · Woodsy · Earthy · Sour · Fruity

Notes

_____
_____
_____
_____
_____
_____

Effects		Strength		
Peaceful	○	○ ○ ○	○	
Sleepy	○	○ ○ ○	○	
Pain Relief	○	○ ○ ○	○	
Hungry	○	○ ○ ○	○	
Uplifted	○	○ ○ ○	○	
Creative	○	○ ○ ○	○	

Ratings ☆ ☆ ☆ ☆ ☆

Strain

Grower _____ **Date** _____

Acquired _____ **$** _____

| Indica | Hybrid | Sativa |

☐ **Flower** ☐ **Edible** ☐ **Concentrate**

☐ **Dab** ☐ **Vape**

Symptoms Relieved

_____
_____
_____
_____

Flavor wheel: Sweet, Floral, Spicy, Herbal, Woodsy, Earthy, Sour, Fruity

Notes

_____
_____
_____
_____
_____

Effects — Strength

Effect					
Peaceful	○	○	○	○	○
Sleepy	○	○	○	○	○
Pain Relief	○	○	○	○	○
Hungry	○	○	○	○	○
Uplifted	○	○	○	○	○
Creative	○	○	○	○	○

Ratings ☆ ☆ ☆ ☆ ☆

Strain

Grower _____ **Date** _____

Acquired _____ **$** _____

| Indica | Hybrid | Sativa |

☐ **Flower** ☐ **Edible** ☐ **Concentrate**

☐ **Dab** ☐ **Vape**

Symptoms Relieved

_____

_____

_____

_____

Sweet / Floral / Spicy / Herbal / Woodsy / Earthy / Sour / Fruity

Notes

_____

_____

_____

_____

_____

Effects	Strength
Peaceful	○ ○ ○ ○ ○
Sleepy	○ ○ ○ ○ ○
Pain Relief	○ ○ ○ ○ ○
Hungry	○ ○ ○ ○ ○
Uplifted	○ ○ ○ ○ ○
Creative	○ ○ ○ ○ ○

Ratings ☆ ☆ ☆ ☆ ☆

Strain

Grower _____ **Date** _____

Acquired _____ **$** _____

| Indica | Hybrid | Sativa |

☐ **Flower** ☐ **Edible** ☐ **Concentrate**

☐ **Dab** ☐ **Vape**

Symptoms Relieved

_____
_____
_____
_____

Flavor wheel: Sweet, Floral, Spicy, Herbal, Woodsy, Earthy, Sour, Fruity

Notes

_____
_____
_____
_____
_____
_____

Effects			Strength		
Peaceful	○	○	○	○	○
Sleepy	○	○	○	○	○
Pain Relief	○	○	○	○	○
Hungry	○	○	○	○	○
Uplifted	○	○	○	○	○
Creative	○	○	○	○	○

Ratings ☆ ☆ ☆ ☆ ☆

Strain

Grower _____ **Date** _____

Acquired _____ **$** _____

| Indica | Hybrid | Sativa |

☐ **Flower** ☐ **Edible** ☐ **Concentrate**

☐ **Dab** ☐ **Vape**

Symptoms Relieved

_____

_____

_____

_____

Sweet / Floral / Spicy / Herbal / Woodsy / Earthy / Sour / Fruity

Notes

_____

_____

_____

_____

_____

Effects		Strength			
Peaceful	○	○	○	○	○
Sleepy	○	○	○	○	○
Pain Relief	○	○	○	○	○
Hungry	○	○	○	○	○
Uplifted	○	○	○	○	○
Creative	○	○	○	○	○

Ratings ☆ ☆ ☆ ☆ ☆

Strain

Grower _____ **Date** _____

Acquired _____ **$** _____

| Indica | Hybrid | Sativa |

☐ **Flower** ☐ **Edible** ☐ **Concentrate**

☐ **Dab** ☐ **Vape**

Symptoms Relieved

_____

_____

_____

_____

Flavor wheel: Sweet, Floral, Spicy, Herbal, Woodsy, Earthy, Sour, Fruity

Notes

_____

_____

_____

_____

_____

Effects	Strength				
Peaceful	○	○	○	○	○
Sleepy	○	○	○	○	○
Pain Relief	○	○	○	○	○
Hungry	○	○	○	○	○
Uplifted	○	○	○	○	○
Creative	○	○	○	○	○

Ratings ☆ ☆ ☆ ☆ ☆

Strain

Grower _____ **Date** _____

Acquired _____ **$** _____

| Indica | Hybrid | Sativa |

☐ **Flower** ☐ **Edible** ☐ **Concentrate**

☐ **Dab** ☐ **Vape**

Symptoms Relieved

_____
_____
_____
_____

Sweet / Floral / Spicy / Herbal / Woodsy / Earthy / Sour / Fruity

Notes

_____
_____
_____
_____
_____

Effects			Strength		
Peaceful	○	○	○	○	○
Sleepy	○	○	○	○	○
Pain Relief	○	○	○	○	○
Hungry	○	○	○	○	○
Uplifted	○	○	○	○	○
Creative	○	○	○	○	○

Ratings ☆ ☆ ☆ ☆ ☆

Strain

Grower _____ **Date** _____

Acquired _____ **$** _____

| Indica | Hybrid | Sativa |

☐ **Flower** ☐ **Edible** ☐ **Concentrate**

☐ **Dab** ☐ **Vape**

Symptoms Relieved

_____
_____
_____
_____

Sweet · Floral · Spicy · Herbal · Woodsy · Earthy · Sour · Fruity

Notes

_____
_____
_____
_____
_____

Effects	Strength
Peaceful	○ ○ ○ ○ ○
Sleepy	○ ○ ○ ○ ○
Pain Relief	○ ○ ○ ○ ○
Hungry	○ ○ ○ ○ ○
Uplifted	○ ○ ○ ○ ○
Creative	○ ○ ○ ○ ○

Ratings ☆ ☆ ☆ ☆ ☆

www.ingramcontent.com/pod-product-compliance
Lightning Source LLC
Chambersburg PA
CBHW071722020426
42333CB00017B/2360